AF296433

COURS PUBLIC

D'ACCOUCHEMENTS

DE

M. VERRIER

(4ᵉ ANNÉE)

HISTORIQUE DE L'ART DES ACCOUCHEMENTS

Leçon d'ouverture (3 décembre 1866-67), recueillie par M. A. VIOLLI

et revue par le professeur.

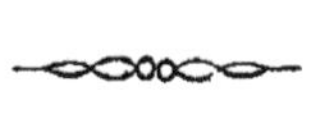

PARIS

LIBRAIRIE F. SAVY

Rue Hautefeuille, 24

1867

HISTORIQUE

DE

L'ART DES ACCOUCHEMENTS

Messieurs,

Les premières traces de l'art que nous allons étudier remontent aussi haut que la société humaine; et les déesses Isis chez les Égyptiens, Diane chez les Grecs, Lucine chez les Romains, n'ont été probablement que des matrones qui se sont fait remarquer par leur aptitude à soigner les femmes en couches. Si le premier homme put seul assister aux couches de la première femme, les femmes ne tardèrent pas à se rendre mutuellement ce service, jusqu'à ce que quelques-unes d'entre elles, ayant plus de goût et de talent pour ces fonctions, s'y appliquèrent plus spécialement. Telle fut l'origine des sages-femmes, et, sous ce rapport, on peut dire qu'elles ont précédé les accoucheurs, de même que l'accouchement naturel (eutocie) a précédé l'accou-chement difficile (dystocie) et que l'état de santé a précédé la maladie. Dans ces temps primitifs, l'art des accouchements se réduisait à la section du cordon ombilical et à sa ligature; rarement les accouchements devaient réclamer les secours de la chirurgie, comme encore aujourd'hui chez les peuplades sauvages de l'Afrique ou de l'Amérique.

HÉBREUX.

Le plus ancien des peuples dont nous ayons l'histoire, le peuple hébreu, nous montre, dans la Genèse (1), que la sage-femme qui assistait au second accouchement de Rachel, femme de Jacob, eut beau, pour l'encourager, lui annoncer qu'elle accoucherait d'un garçon, Rachel expira en le mettant au monde; c'est là la première mention des accouchements difficiles.

Le même livre (2) nous parle aussi d'une autre sage-femme, à l'occasion de l'accouchement de Thamar qui mit au monde deux jumeaux avec beaucoup de peine.

Ce sont encore des femmes qui assistèrent la femme de Phinée, fils du grand prêtre Hélie, dans l'accouchement malheureux qu'elle fit à la nouvelle

(1) Ch. xxxv, v. 16 et suiv.
(2) Ch. xxxviii, v. 27 et suiv.

de la prise de l'arche, et de la mort de son mari et de son beau-père (1).

Dans ces diverses citations, les sages-femmes portent le nom de *Méjalledeth* que nous pouvons traduire par matrones. Deux de ces méjalledeth bibliques méritèrent que leurs noms parvinssent jusqu'à nous, ce sont Séphora et Puha que l'un des Pharaons, qui régnait alors en Égypte, envoya auprès des femmes des Hébreux, en leur enjoignant de couper le cordon de manière à faire périr tous les enfants mâles de ces dernières. Séphora et Puha refusèrent d'obéir (2). Elles répondirent au tyran que les femmes israélites n'étaient pas comme les Égyptiennes et qu'elles savaient ce qu'il y avait à faire, l'accouchement étant généralement fini quand les sages-femmes arrivaient.

Citons encore, à propos du même peuple, le prophète Ezéchiel, qui écrivait l'an du monde 3408 et par conséquent longtemps avant Hippocrate. Dans son *chap. 16, v. 4*, cet auteur voulant faire ressortir l'ingratitude de Jérusalem envers Dieu, compare l'état misérable où cette ville était quand Dieu l'a prise sous sa protection à celui d'un enfant nouveau-né auquel on n'a pas daigné couper le cordon ombilical. *Cui in die ortus sui non est præcisus ombilicus.* Ce passage prouve clairement que les Juifs étaient dans l'usage de couper le cordon.

Jusqu'à la captivité de Babylone, l'histoire hébraïque ne mentionne que l'intervention des femmes en matière d'accouchement, mais il est proba-

(1) Livre des Rois, ch. iv, v. 19 et suiv.
(2) Exode, ch. 1er, vers. 15 et suiv.

ble qu'à partir de ce moment, les Juifs admirent des hommes dans les cas laborieux, ainsi que cela avait lieu à Babylone d'après le témoignage d'Hérodote (1).

Les Juifs, comme le rapporte l'historien Josèphe, avaient adopté les coutumes des peuples chez lesquels ils avaient vécu longtemps.

Permettez-moi, Messieurs, de vous citer ici, parce qu'il se rattache à mon sujet, un dernier trait des usages de cette race, dont la trace se retrouve aujourd'hui dans la purification.

Chez les Juifs, une femme, après être accouchée d'un garçon, gardait la chambre pendant quarante jours, et pendant quatre-vingts si elle était accouchée d'une fille. Le terme expiré, elle portait au temple un agneau et une tourterelle, ou deux pigeons si elle était pauvre. Le prêtre immolait l'agneau ou un des oiseaux, dans un vase de terre au-dessus d'une eau vive, trempait l'autre oiseau dans le sang de la victime qu'il venait d'immoler, faisait sept aspersions sur la femme, la déclarait nette et pure et laissait l'oiseau s'envoler.

ÉGYPTIENS.

Hérodote nous apprend que chaque maladie avait, chez les Égyptiens, son guérisseur spécial, qui prenait le nom de la maladie qu'il soignait, comme ici nos auristes, nos oculistes, nos dentistes.

(1) Liv. ii, ch. 85.

Il est donc probable que les Égyptiens avaient aussi
des accoucheurs. Leurs rapports, si anciens, avec
les Grecs rendent cette opinion d'autant plus vrai-
semblable qu'en Grèce, comme nous allons le voir,
les hommes étaient admis pour accoucher les
femmes.

Comment cet usage d'un peuple qui dut tant d'autres choses aux Égyptiens, ne serait-il pas l'indice
presque certain du même usage chez les colonisa-
teurs d'Argos et d'Athènes?

GRECS.

L'empirisme des premiers âges devint insuffisant
dès que la civilisation, qui n'est pas toujours l'amie
de la nature et de la simplicité, vint compliquer le
jeu des fonctions naturelles chez la femme.

La Grèce, qui fut la première nation du monde
civilisé, fut aussi la première à dogmatiser les
connaissances obstétricales, témoin les livres hip-
pocratiques.

Cependant, comme tous les peuples enfants, elle
eut, au commencement, des sages-femmes, et c'est
là ce qui ajourna si longtemps le progrès dans
l'art des accouchements, en maintenant cette
branche importante de la médecine dans la bar-
barie.

Platon et Aristote nous parlent des devoirs et
des droits de la sage-femme. Le premier nous apprend qu'elles avaient, à Athènes, le droit de pro-
poser et d'assortir les mariages. On voit que le mé-

tier d'intermédiaire matrimonial remonte haut. Le deuxième nous dit qu'avant de faire la ligature, elles pressaient le cordon dans toute sa longueur, pour refouler le sang qu'il contenait dans le ventre de l'enfant.

Aristote loue cette pratique qu'il croit propre à rendre les enfants plus forts et plus vigoureux. Nous savons, au contraire, que lorsque l'enfant naît bleuâtre, cyanosé, à la suite de la longueur du travail, rien n'est plus propre à le ranimer que la section du cordon sans ligature préalable, et l'écoulement d'une cuillerée ou deux de sang.

Cependant la pratique grecque pourrait peut-être renaître avec à-propos dans les cas, beaucoup plus rares, où l'enfant, en état de mort apparente, est pâle et anémié.

Bien que les Grecs ne connussent d'abord que la sage-femme, ce rôle, chez un peuple si intelligent, avait bientôt cessé d'être le privilége exclusif d'un seul sexe, et peu après la guerre de Troie, quand le cercle des connaissances médicales se fut élargi, grâce à Chiron, à Esculape et à ses fils Podalire et Machaon, les hommes furent admis concurremment avec les femmes à faire les accouchements. C'est ce qui résulte du témoignage de l'historien Hyginus qui raconte même que les lois à Athènes avaient fini par défendre aux femmes l'exercice de la médecine.

Mais les Athéniennes, mues par un sentiment de pudeur excusable, eurent de la peine à s'habituer à recevoir des secours de la part des hommes. Alors une jeune fille, nommée Agnodice, prit les habits du sexe masculin ; et, après avoir étudié la médecine sous Hiérophile, elle s'adonna à l'art des accouchements, en mettant dans son secret les femmes qu'elle devait secourir. Sa clientèle s'était rapidement étendue, lorsque les médecins jaloux, — il y en a eu de tout temps — firent condamner par l'Aréopage, Agnodice comme eunuque et corruptrice des femmes des citoyens d'Athènes.... mais celles-ci accoururent défendre le médecin de leur choix, qui, ayant fait connaître son sexe, obtint de ses juges non-seulement la révocation d'une sentence injuste, mais aussi l'abrogation de la loi qui interdisait la médecine aux femmes.

Néanmoins les médecins se mirent à traiter toutes les maladies particulières au sexe, qui jusque-là avaient été l'apanage des sages-femmes, comme nous l'apprennent les récits mythologiques et plus tard les écrits de Galien (1). Les sages-femmes jouissaient, dans la Grèce antique, d'une certaine considération, et l'histoire nous a conservé le nom de Phanerète, mère de Socrate, qui exerçait cette profession. Hippocrate fait aussi mention des sages-femmes (*de morbis mulierum,* lib. I, part. 76 et 93). Il les appelle ομφαλητόμοι. On les nommait encore, en langage familier μαῖα, c'est-à-dire maman, ou Ιατρομαῖα. Quoique la partie des écrits d'Hippocrate, qui traite des accouchements, soit inférieure en mérite au reste de ses ouvrages, on y trouve, en résumé, les connaissances physiologiques de l'époque, les signes de la grossesse, l'attitude et la position du fœtus, accroupi dans la matrice la tête en haut, d'où la

______

(1) De locis affectis, — liv. VI, ch. v.

théorie de la culbute, alors qu'il ne trouve plus
dans l'organisme la nourriture qui lui est néces-
saire. Lorsque le fœtus veut sortir, nous dit l'auteur, il rompt ses enveloppes avec les doigts, et,
s'aidant ensuite des mains et des pieds, il dilate les
parties molles qu'il trouve sur son passage, écarte
les os et arrive ainsi au dehors. La présentation
des pieds est considérée par Hippocrate comme
non naturelle; et la première manœuvre qu'il in-
dique est la version céphalique. En cas d'insuccès,
il conseille l'emploi des instruments tranchants,
pour diviser l'enfant dans le sein maternel et en
extraire les parties à l'aide des crochets.

Si, dans l'accouchement naturel, la tête était déjà
trop volumineuse pour s'engager, le même auteur
veut qu'on la divise avec un couteau pour la saisir
ensuite avec un compresseur: c'est la première idée
du céphalotribe moderne. Ces préceptes d'Hippocrate nous disent assez que s'il est le père de la
médecine, il ne l'est pas précisément de l'art des
accouchements.

ÉCOLE D'ALEXANDRIE.

Cette école grecque, transplantée sur le sol égyp-
tien, fit fleurir l'étude des accouchements. Moschion
composa le premier ouvrage à l'usage des sages-
femmes. Il fit aussi le traité : *De excisione fœtus
mortui in utero.* Ætius, le plus ancien médecin
chrétien dont nous ayons les écrits, et qui vivait
vers la fin du v⁰ siècle, nous a conservé les frag-

ments d'Aspasie et de Cléopâtre, célèbres sages-femmes, auteurs de cette même école (1).

On y voit que ces praticiennes s'occupaient déjà de l'avortement, et l'on sait que cette triste spécialité est restée dans les mains de plusieurs de nos sages-femmes d'aujourd'hui.

Philoménus, Asclépiade, ne craignent plus les accouchements par les pieds. Paul d'Egine prend le premier le nom d'accoucheur.

C'est de cette époque que date, dans la pratique, l'introduction du petit travail.

ROMAINS.

Les Romains, de même que les peuples dont nous venons de parler, eurent des sages-femmes pour présider aux accouchements ; on en trouve la preuve dans Plaute (2), et dans Térence (3).

On les appelait *obstétrices*, d'où le nom d'obstétrique donné à la science des accouchements. Nous trouvons aussi chez les Romains, d'après les auteurs de ce temps-là, une classe de femmes qui intervenaient dans la pratique médicale, et que l'on nommait *Sagæ*, d'où le docteur Rouyer fait dériver justement le nom de *sage*-femme. (Études médicales sur l'ancienne Rome, Paris, 1859.)

Les attributions de l'esclavage dans la société

(1) Tetrabiblon 4, serm. iv.
(2) Le Milés glôriôsus.
(3) L'Andrienne.

romaine favorisaient le rôle de la femme et comme accoucheuse et comme médecin : les premiers médecins de Rome étant des esclaves, on comprend qu'à côté de cet abaissement de l'art médical, les sages-femmes se soient maintenues en possession de la spécialité qui les touche de plus près ; aussi continuèrent-elles d'exercer jusque dans la décadence de l'Empire, et Marcellin assure que l'impératrice Eusébie gagna la sage-femme qui devait accoucher sa belle-sœur, femme de Julien l'Apostat, dont elle enviait la nombreuse progéniture, pour que cette sage-femme fît périr l'enfant en coupant trop court le cordon ombilical.

Quant à l'obstétrique elle-même, quel était, dans la période romaine, l'état de la science ? quels furent ses procédés ? Nous n'avons point à regretter, en dehors de l'avortement, si familier à la corruption de Rome comme d'Athènes, l'absence presque totale des renseignements jusqu'aux deux grandes figures de Celse et de Galien. Notons toutefois que c'est dans la Rome républicaine que se montre pour la première fois l'opération de la gastro-hystérotomie pratiquée avec succès sur la femme venant d'expirer. D'après le témoignage de Pline, c'est par cette voie que vinrent au monde Scipion l'Africain, Manilius, et l'un des ancêtres de Jules César, *a cæso matris utero* ; ainsi, pour le dire en passant, le nom d'opération césarienne n'est pas né avec l'empereur romain lui-même, mais seulement dans sa famille. D'un autre côté, la main qui ouvrit si hardiment la vie aux hommes que je viens de citer ne put être que celle d'un accoucheur ou d'un chirurgien.

Le siècle de Tibère produisit Celse; mais, en matière d'obstétrique, c'est à peine si l'auteur *de re medica* se permet de tirer sur les pieds, lorsqu'ils ne sont pas bien loin de l'orifice utérin et que l'enfant est mort (1).

Galien de Pergame, venu à Rome l'an 165 de notre ère, ne fit que renouer la tradition grecque, en adoptant les idées de l'illustre vieillard de Cos.

ARABES.

Je n'ai presque rien à dire des Arabes, dont les mœurs ne pouvaient guère faire progresser la science obstétricale ; aussi les livres de leurs principaux médecins, Avicenne et Albucasis, se bornent-ils, sous ce rapport, à mentionner certains instruments pour diminuer le volume du fœtus quand il ne sortait pas spontanément. Néanmoins l'étude de la médecine fut en honneur chez les Arabes, et l'on sait qu'en 640, lorsqu'ils brûlèrent la deuxième bibliothèque d'Alexandrie, ils épargnèrent les livres consacrés à cette branche des connaissances humaines.

MOYEN AGE.

Au moyen âge, l'obstétrique tombe dans la décadence; les ordres religieux, seuls dépositaires de

(1) Lib. VII, cap. XXIX.

la science, n'avaient conservé de l'art de guérir que la partie médicale.

Les sages-femmes et les barbiers sont appelés à extraire l'enfant, soit avec la main, soit avec les instruments.

Guy de Chauliac lui-même, le plus grand chirurgien du xive siècle, confie à la sage-femme l'embryotomie !

Jusque-là donc, l'art des accouchements se trouve réduit à des principes aussi vagues que mal établis. Personne ne s'est encore chargé d'en faire un corps de doctrine distinct de la chirurgie ; car on ne saurait véritablement attribuer ce caractère aux essais insuffisants de Paul d'Egine et de Moschion.

Il est vrai que, dans ce temps, la même personne exerçait toutes les parties de la médecine à la fois.

ÉCOLES MODERNES.

Il appartenait au grand mouvement intellectuel qui signale la fin du moyen âge de relever le niveau de notre science. Ce réveil, qu'avaient préparé les croisades en important dans l'occident de l'Europe les écrits de la Grèce, fut surtout déterminé par la découverte de l'imprimerie.

Montpellier et Paris furent, en France, les deux foyers du progrès médical. Mais d'autres nations y contribuèrent puissamment ; et, à partir de ce moment, l'Europe sera, sous ce rapport, de plus en plus solidaire.

XVIᵉ SIÈCLE.

Les Républiques de la haute Italie, devinrent alors le point de réunion des savants de divers pays; cette circonstance qui féconda tant de belles choses, remit en vigueur les études anatomiques : c'est désormais sur cette solide base que reposeront l'obstétrique et la chirurgie.

Si nous devons aux moines la conservation de la science médicale, proprement dite, nous devons au libéralisme italien, la renaissance, plus précieuse encore pour nous, de la chirurgie et des accouchements. — Rhodion en Hollande, Rueff en Allemagne, et Scipion Mercurii en Italie, publient les premiers livres d'accouchements imprimés. On trouve dans le livre de Rhodion la figure d'une chaise pour accoucher; cette chaise fut longtemps employée en France, et on la retrouve encore aujourd'hui en Allemagne. Rueff donne le nom de forceps au compresseur d'Hippocrate, dont les idées continuaient de régner à cette époque.

Mais Franco, et en 1561 A. Paré, érigent en précepte qu'on doit avoir recours à la version par les pieds, dans tous les cas difficiles ou dangereux. (A. Paré, éd. Malgaine, t. II, p. 633).

XVIIᵉ SIÈCLE.

Une grande impulsion venait d'être donnée à la chirurgie, l'obstétrique ne pouvait rester en arrière. Guillemeau, élève de Paré, publia sous le titre de *l'Heureux accouchement* (1), un livre dans lequel il expose la doctrine de Courtin, le premier qui ait fait des leçons d'accouchements. Très-répandu dans la pratique, Guillemeau ne manque jamais l'occasion d'opérer la version ; il perfore le placenta dans les cas d'insertion vicieuse, et pratique l'accouchement forcé si une perte se déclare pendant le travail. Cette méthode, que Louise Bourgeois n'a fait que répéter dans son livre sur la *stérilité*, etc. (2), ne doit donc pas être attribuée à cette sage-femme de Marie de Médicis ; elle appartient plutôt à Guillemeau qui en avait donné le premier les préceptes.

Vers la même époque, de Graaf découvre la vésicule qui porte son nom, et dont la démonstration fut toute une révolution physiologique. — Harwey en Angleterre, non content d'avoir découvert la circulation du sang, faisait encore des expériences sur la génération. — Fabrice d'Aquapendente étudiait l'embryologie.

Alfonse de Caranza, jurisconsulte espagnol, démontrait l'importance de la médecine légale, par

(1) Rouen, 1649.
(2) Paris, 1609.

un livre remarquable sur les naissances tardives.

Le xvii⁰ siècle est véritablement le grand siècle des accoucheurs, car c'est alors aussi que parurent Mauriceau, Portal, Viardel et Peu, que l'histoire et leurs œuvres placent au premier rang parmi les accoucheurs français.

Mauriceau surtout signale son mérite par l'ouvrage qu'il publia en 1668, et qui eut sept éditions successives. D'abord en un seul volume, ce travail fut augmenté d'un deuxième volume qui renferme un nombre infini de remarques et d'observations précieuses sur la grossesse et les accouchements.

Il fut traduit en plusieurs langues, et la France put, dès lors, se croire à la tête de toutes les nations pour les connaissances obstétricales.

Mauriceau, disons-le toutefois, était violent et passionné. Il eut le tort de ne pas reconnaître l'admirable découverte de de Graaf, et n'admettait point les grossesses extra-utérines.

Portal et Viardel s'en tinrent à des recueils d'observations ; et Peu est l'auteur du meilleur traité didactique qui ait encore paru sur les accouchements. C'est à lui qu'on doit le premier exemple d'enchatonnement du placenta. On trouve aussi dans son livre l'observation d'un cas de catalepsie pendant la grossesse.

Ces quatre auteurs sont d'accord pour proscrire la version céphalique, qui règne encore en souveraine à Montpellier ; et ils la remplacent par la version pelvienne, dans l'exécution de laquelle ils acquièrent une grande habileté.

Mais si cette opération a fait perdre du terrain à l'embryotomie, elle ne suffisait pas à tous les cas ;

2

et c'est pour combler cette lacune que les Chamberlains, de Londres, inventèrent le forceps à branches séparées et fenêtrées qu'ils exploitèrent pendant quelque temps.

L'un d'eux vint à Paris pour prouver la supériorité de sa pratique, mais il ne put accoucher une femme (1) rachitique que Mauriceau lui confia. De retour dans sa patrie, Chamberlain traduisit le livre de Mauriceau et acquit une grande fortune.

Il n'avait pas fait connaître son secret. Cependant en Hollande, Ronhuysen, mis sur la voie, trouva le levier, qui n'est plus employé aujourd'hui en France, mais qui ne mérite pas un si profond oubli (Tarnier).

A partir de ce moment, c'est-à-dire de la fin du xviie siècle, l'obstétrique fut dotée de presque tous les procédés et les instruments qu'elle emploie encore aujourd'hui.

Remarquons aussi ce qui fait, à cette époque, le caractère de l'Ecole de Paris. La possibilité de l'accouchement par le siége étant admise, il en découlait, comme conséquence, l'expectation dans les accouchements non naturels. Telle fut donc la règle de conduite prédominante. Courtin disait que les secours de l'art, pendant l'accouchement, n'étaient pas nécessaires une fois sur cent. C'est à l'expectation que Mauriceau et Portal durent de constater des accouchements spontanés dans les cas de présentation de la face.

Peu seul représente l'école active ; il prescrit l'intervention, pendant le travail, dès que la sortie de

(1) T. II, p. 23, obs. 26 ; éd. 1738,

l'enfant ne suit pas de près la rupture des membranes.

XVIIIe SIÈCLE.

Nous diviserons l'historique de ce siècle en trois périodes. Notre art y marche à grands pas dans la voie des progrès, non-seulement en France, mais par toute l'Europe.

Première période

Amand, Dionis et Delamotte marquent, en France, le début de ce siècle.

Le dernier de ces trois auteurs renverse la théorie de la culbute.

Jules Clément, qui n'a rien écrit, était, sous le rapport de la pratique, le Guillemeau de ce siècle. C'est lui qui fut appelé pour assister aux premières couches de madame de La Vallière, en 1663. Il devint l'accoucheur de toutes les princesses et des dames du grand monde, pour les accouchements les plus naturels. Un tel rôle ne pouvait manquer, dans un temps où régnait la pruderie cérémonieuse, de donner lieu aux protestations, et Hecquet écrivit un livre, ayant pour titre ces mots : *Qu'il est indécent à un homme d'accoucher une femme.*

Ceux qui, à l'exemple de Clément, bravèrent le préjugé durent, pendant quelque temps, laisser croître leur barbe ; c'était une manière de s'enlaidir, vu que le bon ton, la mode d'alors, voulait qu'on fût rasé et poudré.

En Hollande, Dewenter, ancien horloger, apporte dans l'art obstétrical les préceptes de mécanique, à l'aide desquels il approfondit l'étude du bassin de la femme.

Chez les Anglais, Manningham fonde, à ses frais, un hôpital pour les femmes en couches. Oulde démontre le premier que la tête se présente en travers, et non d'avant en arrière, au détroit supérieur.

Deuxième période.

C'est vers ce temps qu'apparaît l'enseignemen public français.

Grégoire et madame Leboursier font des démonstrations sur le mannequin.

Puzos perfectionne les moyens d'exploration : un procédé de dilatation du col avec les doigts nous est resté de lui.

Levret ne tarda pas à s'élever au rang que Mauriceau avait occupé dans le siècle précédent. La correction qu'il imprima au forceps de Chamberlain lui permit surtout de changer la face de la science, puisqu'on put dès lors extraire vivants des enfants dont la tête était arrêtée au détroit supérieur.

Il restreignit ainsi d'une manière heureuse le champ de l'embryotomie ; la publicité fut donnée à son invention en 1754.

Deleurye a reconnu que l'accouchement par la face se fait très-naturellement et sans secours.

En Angleterre, Smellie fut ce que Levret était en France. Comme ce dernier, il corrigea le forceps en lui imprimant une courbure qui le rendit susceptible d'être appliqué au détroit supérieur ; et il laissa un ouvrage qui est un monument intellectuel.

Burton, inférieur à Smellie, et son antagoniste, s'est occupé aussi de l'étude du bassin.

Macaulay est encore célèbre par l'initiative de son opinion dans les vices de conformation du bassin : il a le premier proposé, en ce cas, l'accouchement prématuré artificiel.

L'Allemagne eut, dans Rœderer, un habile propagateur des principes et de la méthode de Levret.

Stein inventa un pelvimètre et perfectionna les moyens d'exploration.

Dans le courant de ce siècle, les ouvrages s'accordent à diviser les accouchements en trois classes : les accouchements *naturels, non naturels* et *contre nature.* — Les premiers ont pour caractères la présentation du sommet et la spontanéité, avec une durée de moins de 48 heures ; — les seconds sont plus difficiles ou accompagnés d'accidents, sans que les autres circonstances diffèrent, ou bien il y a une présentation de la face, des pieds, des genoux, du siége, dans laquelle il faut aider la nature ; — la troisième catégorie enfin se caractérise par la présentation du tronc, les accidents graves, l'embryotomie.

Troisième période.

En France, A. Petit démontre, vers le milieu du xviiie siècle, que la contraction utérine est l'agent principal de l'expulsion du fœtus.

Astruc, en 1771, réduit l'art d'accoucher au problème suivant : « Une cavité extensible, d'une certaine capacité, étant donnée, en tirer un corps flexible d'une longueur et d'une grosseur donnée, par une ouverture dilatable jusqu'à un certain point. » Malheureusement les inconnues de ce problème le rendent insoluble, avant l'accouchement.

Solayrès, venu de Montpellier, introduisit dans la science l'esprit de la classification qui régnait en histoire naturelle ; mais ce fut à Baudelocque que revint l'honneur de vulgariser une classification qui ne comprenait pas moins de 3 classes, 23 genres et 118 espèces d'accouchements.

L'Ecole expectante de Mauriceau, continuée par les prédécesseurs de Baudelocque, le compte lui-même pour représentant.

Son grand traité d'accouchements, aussi bien que son enseignement, furent l'origine de sa vogue et de son immense succès.

Il fut en butte à de violentes attaques, et, à son tour, l'irritabilité d'un caractère impérieux le rendait souvent injuste envers ses confrères.

Parmi ses contradicteurs, on peut citer Sigault, l'inventeur de la symphyséotomie ; Lauverjat, qui donne un procédé pour l'opération césarienne ;

Coutouly, inventeur d'un pelvimètre qui porte son nom ; A. Leroy, qui déclare pouvoir écrire les règles de l'obstétrique sur le dos d'une carte à jouer.

Néanmoins, l'autorité de Baudelocque pesa sur les savants étrangers ; et Boër, en Allemagne, donnait le précepte d'abandonner complétement aux efforts de la nature les présentations de la face.

En Angleterre, Denman va encore plus loin, il recommande l'expectation, même dans les présentations du tronc. A la faveur de ce système de non-intervention, Denman peut, du moins, se donner le plaisir d'étudier l'évolution spontanée, mais à quel prix ! Il serait curieux de constater tout le mal que l'École expectante a fait à l'humanité ; pour cela, j'engage à lire les statistiques de ma thèse de concours (1).

Si on imitait Denman, dit M. Velpeau (2), quelques fœtus que nous ramenons par les pieds viendraient d'eux-mêmes, il est vrai, mais il en est un plus grand nombre qui rendraient la mère victime d'une pareille expectation, et que l'on sauve en opérant de bonne heure. Même dans les meilleures conditions, l'enfant meurt, en général, longtemps avant son expulsion, à en juger par les observations de Denman lui-même, puisque sur trente, un seul a survécu.

(1) *De l'influence du traumatisme sur les affections puerpérales.* Paris, 1866, ch. III.

(2) *Tr. d'acc.*, 1835, t. II, p. 275.

XIXᵉ SIÈCLE.

Au début de ce siècle, les divagations de Millot
et de Sacombe ralentirent l'élan donné par Baudelocque à l'art des accouchements.

Mais, en 1818, Mayor de Genève applique à l'obstétrique l'immortelle découverte de Laënnec. Le
diagnostic de la grossesse s'enrichit ainsi d'un
signe certain. En 1820, notre compatriote, de Ker-
karadec, découvre les bruits de souffle ; et, dix-huit
ans après, Depaul emploie l'auscultation à déter-
miner les positions du fœtus dans la cavité utérine.

Parmi les auteurs de la première moitié de ce
siècle, on trouve en remontant : Maygrier (1822-28),
Nouvelles démonstrations d'accouchements, avec
planches ; Capuron (1811-28), *Cours d'accouchements* ; Gardien (1808-24), *Traité complet d'accouchements* en 4 vol. ; Danyau père, Désormeau père
et A. Dubois, ont peu écrit; mais ils sont assez con-
nus de vous, pour que je me dispense d'en faire
l'éloge. A la même époque, de 1813 à 1825, deux
sages-femmes illustrèrent non-seulement la science,
mais encore la France elle-même.

Les mémoires de madame Lachapelle, en trois
volumes, sont plus recherchés aujourd'hui que
jamais.

Madame Boivin, docteur en médecine, fit de
nombreuses recherches sur la structure de l'utérus
développé par la grossesse. Ces recherches, conti-
nuées par M. Deville, nous mettent à même, grâce

aux travaux plus récents d'Hélie de Nantes, de connaître l'agencement des plans et des fibres musculaires de l'utérus, dont la structure avait toujours été impénétrable.

Dugès, à Montpellier, publia, de 1826 à 1830, un manuel très-estimé. Cet auteur démontre que les présentations des pieds et des genoux ne sont que des variétés de présentations du siège. Il simplifie donc ainsi la classification.

Pendant ce temps, l'Ecole de Strasbourg rivalise avec Paris. Fried, le fondateur de la clinique ; Flamant, le rénovateur de la version céphalique des anciens ; et Stoltz, son successeur, qui professe encore aujourd'hui, portent très-haut la réputation obstétricale de cette Faculté.

L'Ecole de Flamant fit sentir son influence à Paris ; et Guillemot, en 1825, écrivit un mémoire sur la version céphalique, opération qui est encore pratiquée avec succès de nos jours par M. Mattei.

L'enseignement particulier a aussi ses représentants dans A. Baudelocque neveu, qui invente le céphalotribe, et conseille de comprimer l'aorte dans les grandes hémorrhagies utérines ; au professorat privé appartiennent encore : L'Ecorché-Colombe, premier chef de clinique, Halmagrand et bien d'autres, qui préparent ainsi, en dehors de la sphère officielle, la liberté de l'enseignement médical.

Le meilleur des livres d'accouchements paraît enfin en 1835. Il est dû au talent protéïque de M. Velpeau, et reste, encore aujourd'hui, le plus complet sur la matière, malgré les livres plus récents de Jacquemier, dont le mérite est incontestable, de Chailly, de Cazeaux et de son continuateur, M. Tarnier.

La clinique d'accouchements est ouverte et confiée à M. P. Dubois, dont les savantes leçons ont servi à former les professeurs actuels.

Cet excellent maître nous a laissé de très-bons articles dans le dictionnaire en 30 vol. et dans une foule d'écrits périodiques.

Désormeaux et Dézéimeris collaborent au même dictionnaire, pour ce qui regarde la science obstétricale. ·

L'accouchement prématuré artificiel se perfectionne de jour en jour et restreint les bornes de l'embryotomie ou de l'opération césarienne.

Dans les pays étrangers, Ansiaux de Liége est resté partisan de la symphyséotomie. Wrolick, en Hollande, publie un bon travail sur la forme du bassin dans les différentes races humaines. Le Belge Van Huevel invente le forceps-scie. En Amérique : Dewies ; en Angleterre : Burns, Merriman, Ramsbotam, sont les autorités obstétricales de leur pays. Ils y font apprécier l'utilité des comptes rendus de leur pratique et des établissements hospitaliers qu'ils dirigent.

Simpson, d'Edimbourg, professeur actuel, applique aux accouchements naturels la découverte de l'Américain Morton. L'anesthésie obstétricale se répand dans toute la Grande-Bretagne, l'Amérique et une partie de l'Allemagne ; en France, elle est réservée pour les opérations obstétricales seulement, comme j'ai déjà eu occasion de le dire, en donnant des règles à ce sujet (1). En Allemagne, Osiander de Gœtingen, Wigand de Hambourg, d'Outrepont de Wurtzbourg, partagent les idées de Flamant. La famille des Siébold illustre l'art obstétrical. Reisenger, Meissner, Kluge et Kiwisch contribuent au succès de l'accouchement prématuré.

Carus à Dresde, Busch à Berlin, Kilian à Bonn, Nœgelé à Heidelberg, nous laissent leurs préceptes, chacun, dans un traité d'accouchements.

On doit aussi à Nœgelé, dont le livre a été traduit en français, un tableau complet des vices de conformation du bassin et des études spéciales sur le rétrécissement oblique ovalaire. En 1863, les découvertes de Otto-Schrône changent toutes les idées reçues sur la structure de l'ovaire ; ses travaux sont confirmés par les dernières recherches de M. Sappey.

Au reste, tous les ouvrages des auteurs que je viens de citer se trouvent indiqués dans l'index bibliographique que M. Joulin a publié à la fin de chacun des articles de son traité complet d'accouchements.

Si enfin nous joignons à ces noms celui de Pajot, dont le talent d'exposition est connu, chez tous les peuples civilisés, par les élèves qui ont suivi les leçons de ce professeur pendant vingt-deux ans d'enseignement libre, nous aurons un cadre suffisamment étendu des hommes qui ont porté au de-

---

(1) De l'anesthésie en obstétrique. Soc. de méd. pratique; 1864.

gré de perfection où elle se trouve aujourd'hui la science obstétricale.

Avant de finir, permettez-moi, Messieurs, d'exprimer ici un vœu qu'il appartiendrait à M. Husson de réaliser.

« Il faut, disait le professeur Velpeau en 1835, que les portes de la Maternité s'ouvrent pour les médecins et les étudiants.

« Je n'ignore pas que, pour en défendre les abords, on oppose la considération des mœurs et de l'humanité. Mais où serait le danger pour ces deux grands intérêts ? Ce qui les outrage, c'est le régime actuel d'une aussi belle institution frappée de stérilité. Lorsque l'on songe que l'on ne fait pas moins de deux mille accouchements par an à la Maternité, et que ce trésor est à la disposition d'une centaine de sages-femmes qui en sortent chaque année, et qui, une fois libres, n'auront d'autre mission, d'autres droits, que de présider aux accouchements simples !

« Qu'y aurait-il, au contraire, de plus conforme à la morale et à l'humanité, que de rendre habiles et savants ceux que leur profession appelle à secourir les femmes dans un travail difficile et à protéger l'homme à sa naissance ? »

Rappelons-nous que, si l'art des accouchements fût resté entre les mains des femmes, sauf quelques exceptions moins rares, il est vrai, aujourd'hui, il n'eût fait aucun progrès ; leur pratique est peu sûre, les femmes manquent de force et de dextérité, elles manquent aussi de sang-froid ; et pour prendre seulement comme exemple les hémorrhagies produites par une insertion vicieuse du placenta, M. Velpeau dit, à ce sujet, qu'il n'est pas d'accidents qui demandent plus de savoir et de sang-froid de la part de l'accoucheur. La responsabilité du médecin est alors tellement grande qu'une telle position devient incompatible avec le caractère et les délicatesses d'une femme. Du reste, le progrès des sociétés humaines tend à faire disparaître les fonctions de sage-femme du rang des professions scientifiques, pour les réduire à celles de garde-malades instruites et prudentes.

Je m'associe donc de tout mon cœur au sentiment exprimé par M. Velpeau, à propos de la Maternité.

J'ajouterai seulement aux paroles si libérales de notre savant maître : Si l'administration de l'Assistance publique veut consacrer exclusivement l'hospice de la Maternité à l'instruction des sages-femmes, car un lieu d'étude particulier doit leur être réservé, qu'alors un concours spécial d'obstétrique place à la tête des services de femmes en couches de Saint-Louis, de l'Hôtel-Dieu, de Beaujon, de la Charité, et des autres établissements de ce genre, des accoucheurs qui feraient des cours libres dans ces maisons. La branche des accouchements n'est-elle pas reconnue comme spécialité officielle, puisque la Faculté a ses professeurs et ses agrégés, dont plusieurs, pour le dire en passant, ne font pas partie des hôpitaux.

Si mon vœu se réalisait, Messieurs, bientôt l'art des accouchements reprendrait chez nous le premier rang qu'il avait au siècle dernier et qu'il n'aurait jamais dû perdre. Cette dépréciation tient moins aux hommes qu'aux institutions, et surtout à la routine. Aussi je vous promets, quant à moi, partout où je rencontrerai cet esprit de routine, de ne rien négliger pour le combattre, et de signaler avec la même énergie le tort des institutions, partout où elles seront une entrave aux progrès de notre art.

PARIS — IMP. VICTOR GOUPY, RUE GARANCIÈRE, 5.